全 民 阅 读 · 中 华 养 生 功 法 进 家 庭 丛 书

何清湖 龙 专——总主编

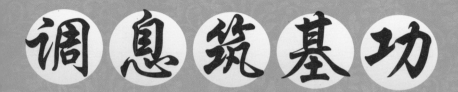

调息筑基功

刘文海

——

主编

全国百佳图书出版单位

中国中医药出版社

·北 京·

图书在版编目（CIP）数据

调息筑基功 / 何清湖，龙专总主编；刘文海主编 .
北京：中国中医药出版社，2025. 1. --（全民阅读）.
ISBN 978-7-5132-9227-6

　Ⅰ . R214

中国国家版本馆 CIP 数据核字第 2024AC8412 号

中国中医药出版社出版
北京经济技术开发区科创十三街 31 号院二区 8 号楼
邮政编码　100176
传真　010-64405721
山东临沂新华印刷物流集团有限责任公司印刷
各地新华书店经销

开本 880×1230　1/48　印张 2.5　字数 98 千字
2025 年 1 月第 1 版　2025 年 1 月第 1 次印刷
书号　ISBN 978 - 7 - 5132 - 9227 - 6

定价　19.90 元
网址　www.cptcm.com

服 务 热 线　010-64405510
购 书 热 线　010-89535836
维 权 打 假　010-64405753

微信服务号　zgzyycbs
微 商 城 网址　https://kdt.im/LIdUGr
官 方 微 博　http://e.weibo.com/cptcm
天猫旗舰店网址　https://zgzyycbs.tmall.com

如有印装质量问题请与本社出版部联系（010-64405510）

丛书序言

在现代社会中，阅读已经不仅是一种获取知识的手段，更是一种生活方式，一种让心灵得以滋养的途径。阅读，不仅是眼睛的旅行，更是心灵的觉醒，是身体与精神的对话。好的书籍如同一盏明灯，照亮我们前行的道路；又如一剂良药，滋养我们的内心世界。正如美国作家梭罗所说："阅读是一项高尚的心智锻炼！"全民阅读的倡导，不仅是为了提升国民的文化素养，更在于通过阅读，引导大众走进博大精深的中华文化，领悟其中蕴含的智慧与哲学。

中华养生功法，作为中华民族传统文化的瑰宝，如同一部流动的历史长卷，记载着古人对生命奥秘的探索与实践。它融合了中医理论、哲学思想和实践经验，通过调身、调息、调心，达到强身健体、延年益寿的目的。在快节奏的现代生活中，中华养生功法以其独特的魅力，为人们提供了一种简单易行、效果显著的养生方式。习练传统养生功法，不仅是中老年人健身养生的首选，也是当代年轻人关注的新焦点。

在全民阅读的热潮中，我们尝试将经典的养生功法与日常阅读相融合，与中国中医药出版社密切合作，精心推出了《全民阅读·中华养生功法进家庭丛书》。这是一套将中医养生理念与实践相结合，旨在提升大众健康素养的中医养生精品丛书。丛书涵盖了现有的主要养生功法，详细介绍了 12 种中华传统养生功法的概述、技术要领、注意事项和功理作用，包括易筋经、导引养生功十二法、五禽戏、八段锦、大舞、马王堆导引术、六字诀、调息筑基功、少林内功、八法五步、延年九转法、七星功。可以说，这是一套将科学性、科普性和实操性较好融合的中华传统养生功法宝典。

《全民阅读·中华养生功法进家庭丛书》每一分册都是一个独特的篇章，它们共同构成了一幅中华养生的宏伟画卷。从"易筋经"到"马王堆导引术"，从"大舞"到"延年九转法"，每一功法都在向我们展示养生的多元性和实用性。例如，"导引养生功十二法"功法技术深邃，意形结合，动息相随，使习练者在动静之间找到平衡，从而提升生活质量。而"六字诀"，以其简练的字诀，蕴含着强大而深远的养生力量，它教我们如何在快节奏的生活中找到内心的安宁，通过呼吸调控和肢体运动，调和人体内在的气血运行，达到身心和谐。"少林内功"，作为武术文化的内核，更是中华养生的另一种体现，它强调内修外练，通过练习内功，提升身体素质，同时修身养性，通达武道的真谛。经典功法"五禽戏"，源于我国古代，通过模仿虎、鹿、熊、猿、鸟五种动物的动作，达到调和气血、舒展筋骨、强身健体的效果。"大舞"的编创，则是基于对 5000

多年前唐尧时期大舞的深入研究及其与现代科学的结合，它不仅保留了传统文化的精髓，还被赋予了新的时代特征。

本套丛书的编写特色之一，就是由体育专业老师担任模特，插配了大量的功法招式彩图。这些功法招式，参考了国家体育总局的健身气功标准，确保动作的标准化和规范化。配以简练的文字，表述清晰准确，使读者能够一目了然，轻松学习。此外，丛书还贴心地提供了动作视频（每分册"功法概述"页扫码即可观看），与图书内容相得益彰，增强了学习的互动性和趣味性。丛书的另一个鲜明特色，就是采用口袋本形式，印制精美，便于携带。无论是在家中、办公室，还是在旅途中，都可以随时翻阅学习，让养生健身成为一种生活常态。通过这套丛书，我们期待每一位读者都能够找到适合自己的养生之道，让阅读与养生成为生活的一部分，让健康和智慧相伴，丰盈人生旅程。

全民阅读，中华养生，打开书卷，让我们共同开启这场身心的健康之旅吧！

丛书主编　何清湖
2024 年 11 月于长沙

前言

　　在养生功法的神秘世界里，调息筑基功宛如一座隐匿于云雾中的奇山，蕴藏着无尽的奥秘。调息筑基功，是先辈们在漫长岁月中对生命探索的智慧结晶。它以独特的视角，聚焦于人体最基本却又至关重要的呼吸与内在能量的调养。通过对呼吸的调节，宛如为身体的内环境打开了一扇扇修复与滋养的大门，使气血如潺潺溪流，顺畅无阻地在经络中流淌。

　　这本关于调息筑基功的书籍，是打开这座宝藏的钥匙。书中对功法的每个步骤都有细致入微的描述，从最初的姿势调整到呼吸节奏的把控，从气息的引导到意念的运用，都毫无保留地呈现。它不仅是一本功法指南，更是传承古老养生文化的火炬，无论是渴望改善体质的普通人，还是追求更高养生境界的修行者，都能在此书中找到通往健康和宁静的路径，开启属于自己的调息筑基之旅。

本书编委会

2024 年 11 月

目 录

功法概述

微信扫描二维码
功法示范新体验

　　调息筑基功是一种结合肢体动作与呼吸调节的导引调息法，同时与站桩调息和意念导引调息相互配合而成的一套功法。该功法分为五个部分：调息定神法（童子拜佛、大鹏展翅、龙虎升降）、采吸法（地龙起伏、两手托天、推山入海）、灌气法（瓶气沐体、倒卷珠帘）、和带脉法（青龙回首、大蟒翻身）及收功法（丹田内转、抱气归元、三元桩）。

　　练习时，建议先逐个学习动作，待每组动作熟练后，再分部分练习，最终连贯整套。连贯练习整套时，要实现动静结合，确保动作流畅无阻、柔和舒展。

第一节

调息定神法

第一式·童子拜佛

调息筑基功

动作一 两脚分开与肩同宽，立身端直，两手臂放松垂于身体两侧，两掌轻附于两大腿外侧，微闭双眼，静心调息，站立片刻以定神（图1）。然后两脚并拢成预备势。

一

调息筑基功。第一节　调息定神法

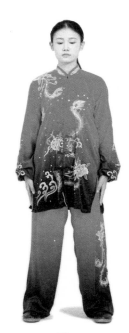

图 1

动作二 伴随吸气，两手向外旋臂使掌心朝上，在身体两侧展臂缓缓向上直到抬至与肩平齐。两手向前、向上划弧并缓缓合拢，掌心相对，指尖向上，略高于前额，目视双掌（图2）。

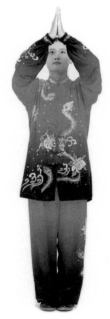

图 2

三

调息筑基功。第一节　调息定神法

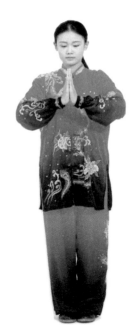

图 3

动作四 伴随吸气，微微抬肘向内转臂，使指尖朝向身体后，双手缓缓向前上方推举，同时挺膝站直，两手掌边推边分，使掌心朝上，掌背朝向头顶，中指相对紧贴，两手肘微微弯曲（图4）。

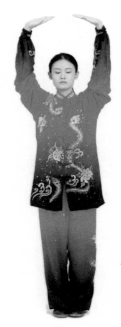

图 4

动作五 伴随呼气，两手向身体两侧缓缓划弧分开，同时缓缓向下落至大腿两侧，展胸挺背，还原成预备势（图5）。

五

调息筑基功。第一节 调息定神法

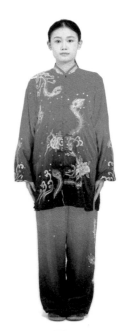

图5

动作六 动作二、三、四、五反复做 9 次，最后两手合十如童子拜佛般立于胸前，微微屈膝收腹，两眼凝视中指，站定桩步调息。

动作七 两掌落下，身体还原。

【注意事项】

1. 虚领顶劲，腹内松净，气沉丹田，使肩部放松，两手肘自然下垂，下肢两髋、两膝放松呈微屈状。

2. 两手臂上抬时，肩腋部先舒松外展再带动前臂转动抬起，伴随吸气两掌向上托起；两手臂下落时，先松肩，再垂肘带动两掌配合呼气下按。

3. 两手臂运动要放松舒展，柔和匀速，动作要连续不断。

4. 吸气时要虚领顶劲，腹微内收；呼气时腹内松净，气沉丹田。

5. 当动作与呼吸的配合达到协调且熟练的程度时，吸气时，集中意念引导内在气息自会阴穴沿身体中央垂直线缓缓上升至头顶百会穴；呼气时，则用意念带领这股气息自百会穴沿身体中线缓缓下降回归会阴穴，随后分流沿双腿下沉，直至脚底涌泉穴。

6. 站桩调息时，意沉中丹田，引导真气在此聚结。时间长短可按个人情况自行安排，以 3 ~ 10 分钟为佳。

【功理作用】

　　童子拜佛是模仿童子向佛祖行双手合十礼的动作，要求练习者要诚意正心，心神专注。此动作主要强化上臂部、肩背部、腕部、掌指部肌肉群，有助于提高掌按法、指按揉法、推法等推拿手法技术，同时也可作为肩关节周围炎、颈椎病、腰肌劳损等病症的体育疗法。

第二式・大鹏展翅

—— 技术要领

动作一　预备势。两脚成并步，身体直立，放松舒展，站姿端正，两掌轻附于两大腿外侧，两眼平视前方，静心调息（图6）。

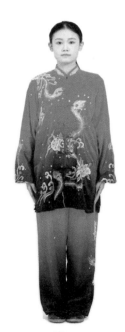

图 6

调息筑基功。第一节　调息定神法

动作二　伴随吸气，两手臂沿身体两侧外展，缓缓向上抬起至与肩平齐，掌心朝下，展胸挺背，挺膝站直（图7）。

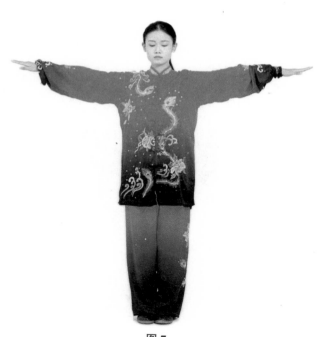

图 7

动作三 伴随呼气，两手臂向前划弧，同时缓缓屈肘环抱至胸前，手指相对，两掌内翻下按至少腹耻骨前，同时微微屈膝收腹。微闭双眼，静心调息，两手肘微屈（图8）。

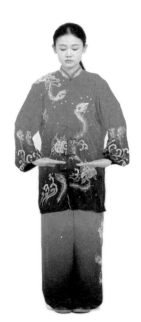

图 8

动作四 动作二、三反复做 9 次，最后两手按在少腹耻骨前，微闭双眼，静心调息，手指相对，掌心朝下，两手肘、膝关节微屈，专注凝神，站定桩步调息。

动作五 两掌落下，身体还原成预备势。

【注意事项】

❶ 两手臂上抬时，肩腋部先舒松外展，再带动前臂缓缓上抬，伴随吸气掌心极力外张；两手臂向前环抱时，先沉肩坠肘，然后屈肘合于胸前，伴随呼气掌心微微含空放松、缓缓下按。

❷ 当动作与呼吸的配合达到协调且熟练的程度时，吸气时，集中意念引导真气沿背部阳经上升至头顶百会穴；呼气时，集中意念引导真气从头顶百会穴经喉沿腹部阴经下降至下丹田。

❸ 站桩调息时，呼吸要柔和平缓、匀速细腻，意守下丹田，引导真气在此聚结。时间长短按自身情况自行安排，以 3 ~ 10 分钟为佳。

【 功理作用 】

大鹏展翅是模仿大鹏在空中展翅翱翔的动作，此动作主要强化颈肩部、胸部、腕部、腰腹部肌肉群，有助于提高掌按法、拔伸法等推拿手法技术，也可作为颈椎病、肩关节周围炎、咳嗽、哮喘、冠心病等病症的体育疗法。此动作有温阳纳气、调和营卫的功效，同时可作为呼吸系统和循环系统慢性疾病等病症的体育疗法。

第三式 · 龙虎升降

动作一 预备势。两脚成并步，身体直立，放松舒展，站姿端正，两前臂内旋，拇指向内，十指向下，手背相贴，自然下垂在裆前，微闭双眼，静心调息（图9）。

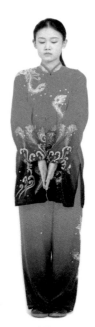

图 9

调息筑基功。第一节　调息定神法

一

动作二 伴随吸气，两手背相贴沿腹部中线缓缓向上提起，与胸齐平时
手背分开，使十指相对，掌心朝下（图10）。

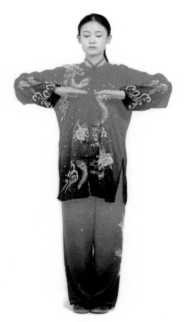

图 10

动作三　伴随呼气，两掌沿腹部中线缓缓下按至耻骨前时，放松腕部手指下垂，手背再次相贴（图11）。

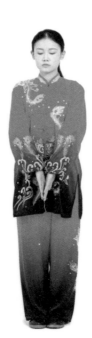

图 11

动作四 动作二、三反复做 9 次。最后两手掌按在少腹耻骨前，微闭双眼，十指相对，两手肘微屈，专注凝神，站定桩步调息。

动作五 两手放下，身体还原。

【注意事项】

❶ 虚领顶劲，展胸挺背，髋、膝要放松，下沉重心，两手肘微微屈肘。

❷ 两手臂上抬时，先将肩部微微上耸并外展，带动手肘、手臂上抬；前臂与胸平齐时，屈肘微微下沉，十指相对，掌心朝下。

❸ 两手掌下按时，先放松肩部再下垂手肘，带动手掌下按。

❹ 两手臂上提下按时要放松、柔和、匀速，动作要连续不断。

❺ 吸气时，虚领顶劲，腹部微微内收，意在引肾气向上提升；呼气时，放松胸腹，腹部微隆，意在引心火下降，练功积久，可达到心肾相交的效果。

❻ 站桩调息时，微闭双眼，静心调息，呼吸要柔和、匀细、静实，意守下丹田，集中意念引导真气在此聚结。时间长短按个人情况自行安排，以 3 ～ 10 分钟为佳。

【 功理作用 】

　　龙虎升降主要强化肩部、上臂部、前臂部、腰腹部肌肉群，有助于提高掌按法、肘滚法、肘点按法等推拿手法技术，同时在治疗肩关节周围炎、肱骨外上髁炎、腰背部肌筋膜炎等病症上有一定作用。此动作还有调理中焦、调和心肾、安定心神的作用，可作为消化系统慢性疾病、心肾不交所致的失眠多梦等病症的体育疗法。

第一式·地龙起伏

动作一 预备势。立身端直，两脚分开略比肩宽，放松髋部，膝关节微屈
呈半蹲式高马步；两手肘微屈，手指朝前，掌心含空朝下，平按
于髋前两侧，微闭双眼，静站调息片刻（图 12）。

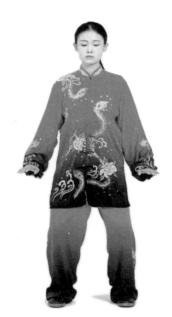

图 12

动作二 伴随吸气，两手屈肘沿身体两侧胸胁肋部缓缓上提至与胸齐平，展胸挺背，挺膝站直（图 13）。

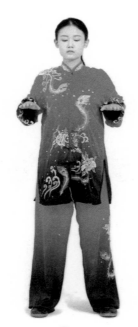

图 13

动作三 伴随呼气，两掌缓缓下按至髋关节两侧，同时膝关节微屈，还原成预备势（图 14）。

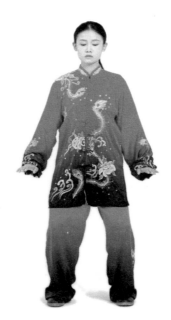

图 14

动作四 动作二、三反复做 9 次。最后两掌按在髋关节两侧，微闭双眼，静心调息，专注凝神，站定桩步调息。

动作五 两掌落下，身体还原。

【 注意事项 】

❶ 虚领顶劲，展胸挺背，两脚平踏于地面，肩部放松，两肘下沉。

❷ 两手上提时，上臂不动，掌心极力开张；下按时，掌心微收内含放松。

❸ 吸气时，虚领顶劲，脚趾轻扣住地面，使足心微微含空，敛臀提肛收腹；呼气时放松胸腹，松臀松肛，脚趾放松，腹部微微隆起。

❹ 两掌上提下按要松柔匀缓，连续不断。

❺ 当动作与呼吸的配合达到协调且熟练的程度时，吸气时，意在吸纳地阴之气，自脚底升起，经两腿正中至会阴部，经过尾闾到达命门；呼气时，集中意念引导真气由命门入达丹田，随后经会阴部分流，沿着双腿下行至脚底涌泉穴。

❻ 站桩调息时，呼吸要柔缓、匀细、静实，意守会阴，引导真气在此聚结。时间长短按自身情况自行安排，以 3 ～ 10 分钟为宜。

【 功理作用 】

　　"凡人之息以喉，真人之息以踵。"此动作可强基固本，平心静气，安定心神，调和阴阳，同时强化腰腹部、下肢的肌肉群，可作为高血压、腰椎间盘突出症、退行性膝关节炎、下肢痿证、痹证、神经衰弱、失眠健忘、心悸等病症的体育疗法。

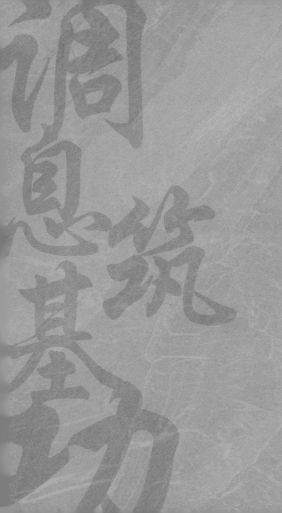

第二式·两手托天

动作一 预备势。立身端直，两脚平行开立略比肩宽，放松髋部，两手臂上举超过头顶，十指相对，手背护向头顶，掌心含空向上托举，状如托天（图15）。

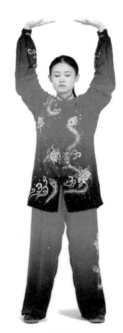

图15

动作二 伴随吸气，两手臂肩部放松，手肘与双膝微屈，向内旋转臂
带动手掌使手指朝后，手心仍朝上，并缓缓下落至耳朵两侧
（图 16）。

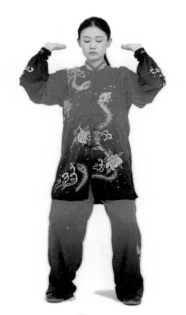

图 16

动作三 伴随呼气，两手缓缓向上推举，同时展胸挺背，挺膝站直，还原成预备势（图 17）。

三

调息筑基功。第二节 采吸法

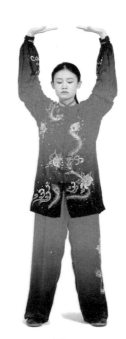

图 17

动作四 动作二、三反复做 9 次，两手缓缓向上推举成预备势，专注凝神，站定桩步调息。

【注意事项】

① 虚领顶劲，展胸挺背，两脚平踏于地面，两手臂上举时要注意使两手肘微屈，两肩放松。

② 两手臂下沉时，先放松肩部，再转臂屈肘下落放松；两手向上推举时，放松髋膝，下沉重心。

③ 两手臂屈伸运动时要放松柔和，匀速舒展，连续不断。

④ 吸气时虚领顶劲，敛臀提肛收腹；呼气时放松胸腹，松臀松肛，腹部微微隆起。

⑤ 当动作与呼吸的配合达到协调且熟练的程度时，吸气时，意在吸纳天阳之气，经由两手心劳宫穴进入体内，循前臂上行至曲池、肩井，再通达大椎，继而渗透至前心、中宫，最终沉降于丹田；呼气时，集中意念引导丹田之气上升，先至两肩，再分流至两手臂，直至掌心劳宫穴，最终向外散发而出。

⑥ 站桩调息时，呼吸要柔缓、匀细、静实，意守头顶百会，吸纳天阳之气从百会直透中宫入丹田。时间长短按自身情况自行安排，以 3 ～ 20 分钟为佳。

【 功理作用 】

　　此动作可通调三焦气机，使阴阳调和，固本培元。站桩调息时，意守百会，引气血上达入脑髓，可作为气血不足所致的失眠、眩晕、耳鸣、脾胃功能虚弱、肩周炎等病症的体育疗法。

第三式·推山入海 1

（采吸身体两侧之气）

动作一 预备势。两手臂在身体两侧平举呈一字，微微屈肘，十指自然放松张开，立腕掌心微微含空朝外，指尖朝上（图 18）。

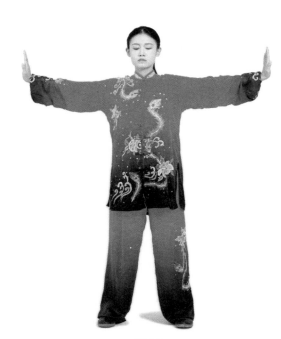

图 18

动作二 伴随吸气，两手臂屈肘缓缓收到肩旁，同时微微屈膝收腹（图 19）。

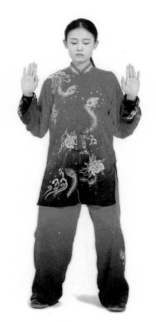

图 19

动作三 伴随呼气，两手向两侧缓缓推开，展胸挺背，挺膝站直，还原成
预备势（图20）。

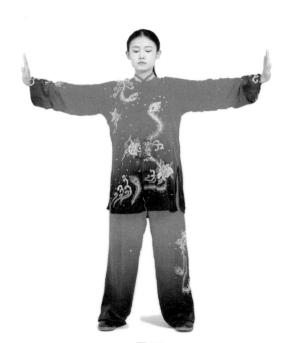

图 20

动作四 动作二、三反复做 9 次，最后两手平展，立腕掌心朝身体两侧，专注凝神，站定桩步调息。

动作五 两掌落下，身体还原。

【注意事项】

❶ 虚领顶劲，展胸挺背，两脚平踏于地面，平展两手臂时要沉肩坠肘，手腕与肩部齐平，两手肘撑圆。

❷ 两手臂屈肘内收时，胸胁肋部向内收敛并下沉，带动两肩自然放松下垂，同时两肘微曲，手掌回收，掌心微微含空；在两手臂向外推展时，带动整个身体随之舒张，掌心尽可能地以最大的幅度张开。

❸ 两手臂屈伸时要放松柔和，匀速舒展，动作要缓慢，连续不断。

❹ 吸气时虚领顶劲，敛臀提肛收腹；呼气时，放松胸腹，松臀松肛，腹部微微隆起。

❺ 当动作与呼吸的配合达到协调且熟练的程度时，吸气时，意在吸纳身体两侧的清气由两手心的劳宫穴，经曲池、肩井到两胸胁肋透入中宫，聚结于脊柱，下达丹田；呼气时，集中意念引导真气以脊柱为中心扩散至身体各处，并经肩部沿两手臂至手心劳宫向外透出。

⑥ 站桩调息时，呼吸要柔缓、匀细、静实，意守脊柱，使真气在此结聚。
时间长短按自身情况自行安排，以 3 ～ 10 分钟为宜。

【功理作用】

此动作可调和督脉及手三阴经、三阳经，振奋上肢经气，使气达丹田，
意守上肢，可作为肩背部肌筋膜炎、肩周炎、网球肘、腕管综合征等病
症的体育疗法。

第四式·推山入海 2

（采吸身体前面之气）

——技术要领

动作一 预备势。立身端直，两脚平行分开略比肩宽，两手臂在体前平伸，与肩同宽，手腕与肩部齐平，立掌使指尖向上，十指放松自然分开，掌心含空朝前（图21）。

一

调息筑基功。第二节 采吸法

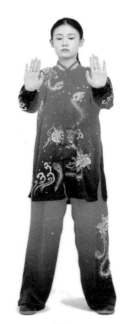

图 21

046

动作二 伴随吸气，掌心仍朝前，两掌立掌缓缓屈肘收到胸前，同时微微屈膝收腹（图22）。

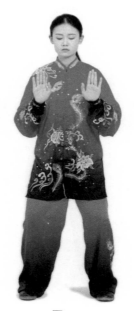

图 22

动作三 伴随呼气，两掌缓缓向前推出，展胸挺背，挺膝站直，还原成预备势（图23）。

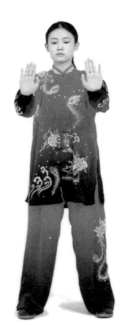

图 23

动作四 动作二、三反复做 9 次，然后两手臂在体前平伸，掌心朝前，专注凝神，站定桩步调息。

动作五 两掌落下，身体还原。

【 注意事项 】

① 虚领顶劲，展胸挺背，双足平踏于地面，髋膝放松微屈，两手臂前伸时要沉肩坠肘，两手肘撑圆。

② 收掌时含胸，胸部放松带动两肩下沉，屈肘收掌，掌心内收含空，双掌向前推伸时，重心微下沉，掌心极力开张突出，足部向下踏实有下推之感。

③ 两手臂屈伸运动时要自然放松，与身体形成前后对拔之态，动作要放松柔和，匀速舒展，连续不断。

④ 吸气时虚领顶劲，敛臀提肛，含胸收腹；呼气时，放松胸腹，松臀松肛，腹部微微隆起。

⑤ 当动作与呼吸的配合达到协调且熟练的程度时，吸气时，意在吸纳身前的清气由掌心劳宫穴吸入，沿手臂经曲池、肩井透入胸部中宫，向下入达丹田；呼气时，集中意念引导真气由丹田上至两肩，沿手臂到掌心劳宫穴向外透出。

⑥ 站桩调息时，呼吸要柔缓、匀细、静实，意守下丹田，意在采身前清气由两劳宫穴纳入经臂至丹田，同时集中意念引导体内真气在此结聚。时间长短按自身情况自行安排，以 3 ～ 20 分钟为宜。

【 功理作用 】

此动作可聚气于丹田，并贯注入前臂，可强化胸大肌、肱二头肌、肱三头肌等肌肉。意守下丹田，采吸身前的清气，可对呼吸系统、消化系统、循环系统等疾病的病症起到一定的治疗作用。

第五式·推山入海 3

（采吸身后之气）

动作一　预备势。立身端直，两脚平行分开略比肩宽，髋膝放松微屈，两手臂自然下垂于身体两侧，两肘微屈，腕平直放松，指尖自然向下分开，掌心朝身后（图24）。

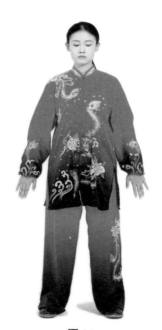

图 24

动作二 伴随吸气，两手臂微向前摆动，同时微微屈膝收腹，手腕微屈
向前顶出，掌心斜朝后上方（图 25）。

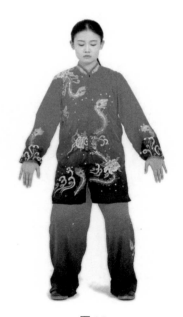

图 25

三

调息筑基功。第二节 采吸法

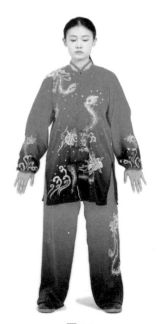

图 26

动作四 动作二、三反复做 9 次，然后两手臂自然下垂，掌心朝身后，专注凝神，站定桩步调息。

动作五 两掌落下，身体还原。

【 注意事项 】

① 虚领顶劲，腹内松净，气沉丹田，两脚平踏于地面，肩腋部微展开，肩部放松，两手肘自然下垂，手臂微微弯曲，前臂垂直于地面。

② 吸气时，两手臂向前摆动，虚领顶劲，胸微含腹微收，腰背命门部向后顶出，掌心微含空；呼气后摆时，胸腹放松，身体微微向前挺，下沉重心，掌心开张。

③ 两手臂前后摆动时要自然，动作要松柔缓匀，连续不断。

④ 当动作与呼吸的配合达到协调且熟练的程度时，吸气时，意在采吸身后的清气由两掌心劳宫穴纳入，沿两手臂至两肩向后由大椎穴透入脊柱下达命门，最终纳入丹田；呼气时，意在引导真气由丹田上升至两肩，经两手臂至两掌心劳宫穴向外透出。

⑤ 站桩调息时，意守命门，将身后清气由命门纳入，使全身真气在此结聚。站桩时间长短按自身情况自行安排，以 3 ～ 10 分钟为宜。

【 功理作用 】

　　此动作意在聚气于命门，使其贯注入脊柱，可强化前臂及脊柱旁的肌肉。意守命门，采吸身后清气，可对肾气虚弱病症及生殖系统疾病起到一定的治疗作用。

第三节 灌气法

第一式·倒卷珠帘

技术要领

动作一　预备势。立身端直，两脚分开略比肩宽，舒髋松膝，两手臂向前平伸，两手齐肩平，与肩同宽，肘微屈，掌心含空向上，两目向前平视，静立调息片刻（图27）。

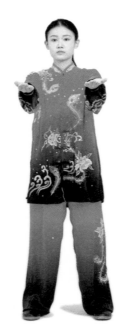

图 27

动作二 伴随吸气，两手缓缓屈肘抬起，拳眼朝向上丹田（印堂穴），然后手肘内合，手臂内旋，掌背相贴，手指朝向身体（图28）。

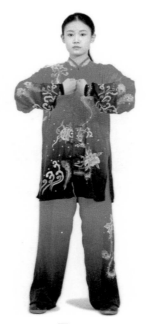

图 28

动作三 伴随呼气，两手手指手腕翻转拧动，手指向下，缓缓下插至小腹前（图29）。两手臂内旋拧转分开，掌心朝上缓缓往上托起，还原成预备势。

三

调息筑基功。第三节 灌气法

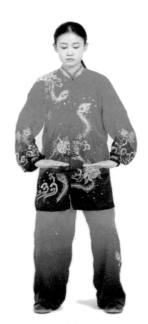

图 29

动作四 动作二、三反复做 9 次，还原成预备势，专注凝神，站定桩步调息。

动作五 两掌落下，身体还原。

【注意事项】

① 虚领顶劲，展胸挺背，两脚平踏于地面，两手臂要沉肩坠肘，臂松弛，两手肘微屈。

② 两手臂上抬时，先含胸沉肩坠肘，再屈肘将前臂上抬，两掌下插时，掌背相贴，拇指贴近身体，身体微微前倾。

③ 两手上托和下插要松弛自然，动作要松柔缓匀，连续不断。

④ 当动作与呼吸的配合达到协调且熟练的程度时，吸气时，两掌上托，意将体内之气导向尾闾，沿脊柱节节上升提至百会穴，同时将两掌所托的清气也引领向上，灌入上丹田，内外之气相互融合，意气合一；呼气时，两手臂下插，集中意念引导气从上丹田透入脑海，缓缓沿脊椎下行，经过大腿内侧，最终抵达两脚尖。

⑤ 站桩调息时，意守上丹田，呼吸要柔缓、匀细、静实，两手掌上托意为接天根，采吸天阳之气，向体内渗透，稳固丹田。时间长短按自身情况自行安排，以 3 ～ 20 分钟为宜。

【 功理作用 】

此动作通调三焦之气，意守上丹田，采吸天阳之气，稳固丹田，引气归元，起到宽胸理气、疏肝解郁的作用，对支气管哮喘、功能性消化不良、便秘、失眠、胸胁胀痛、胸闷咳喘、月经不调、脊柱相关疾病等病症有一定治疗作用。

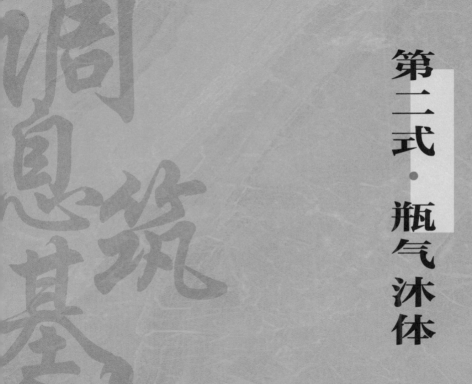

第二式·瓶气沐体

动作一　预备势。立身端直，两脚平行开立略比肩宽，两手臂自然下垂轻附于两腿旁（图 30）。

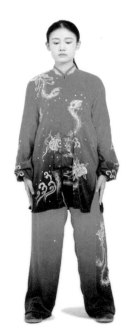

图 30

动作二 伴随吸气，两手向外旋臂使掌心朝上，如托举物体一般从身体两侧缓缓划弧上举至头顶，掌心相对（图31）。

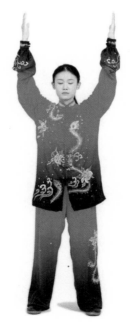

图 31

伴随呼气,两掌转至掌心朝下,十指相对,对照百会,缓缓沿头外缘向下按动,边按边转动掌心,使掌心朝向头部,经额旁、脸颊、咽喉(图32),同时微微屈膝腹微收,过胸腹时掌心朝向身体,下按到耻骨前,转至掌心朝下,分向两大腿侧,自然下垂还原成预备势。

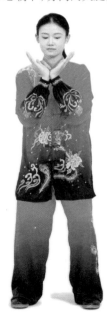

图 32

动作四 动作二、三反复做 9 次，还原成预备势，专注凝神，站定桩步调息。

动作五 两掌落下，身体还原。

【注意事项】

1. 虚领顶劲，展胸挺背，两脚平踏于地面，髋膝微屈放松，两手臂下垂时要放松，保持全身的自然与舒适状态。

2. 两掌上托时要虚领顶劲，下按时先沉肩坠肘再带动双掌下按。

3. 上托下按运动时要松柔匀缓，连续不断。

4. 动作熟练后，集中意念引导两掌上托的清气化为一股清透晶莹的甘露，从头顶百会穴灌入，直透中宫下达会阴部，再分两股沿腿下达足心涌泉穴；意想甘露所到之处，可将身体内所有污浊之气彻底地通过全身毛孔排出去，然后再意想下降的甘露由足尖回升，归至丹田蕴养。

5. 站桩调息时，意守下丹田，时间长短按自身情况自定，以 3 ～ 10 分钟为佳。

【功理作用】

  此动作由上托下按，集中意念引导清气经百会至中宫、会阴，最后至涌泉，疏通经过额、面、咽喉、胸腹的脾经、胃经、肾经经气，促进面部血液循环，滋养咽喉，调理脾胃，固肾气，可以提神醒脑，升降浊气，助排毒。

第四节

和带脉法

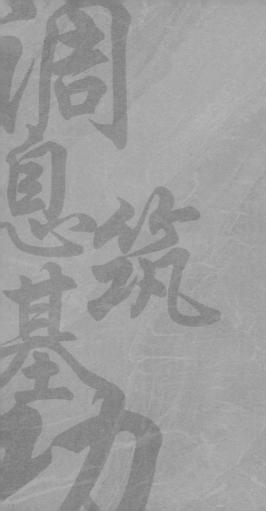

第一式·青龙回首

动作一　预备势。立身端直，展胸挺背，两脚平行开立略比肩宽，两手臂交叉呈"十"字立于胸前，右手在内，左手在外，两掌心均朝内（图33）。

一

调息筑基功。第四节　和带脉法

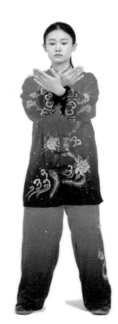

图 33

动作二 伴随吸气，拧腰转髋向左转动，脸转向左后方时，左臂顺势缓缓上举过头顶，右手合于胸前；伴随呼气，左手展臂下按，齐肩高，右手下按至少腹前，同时微微屈膝收腹（图34）。

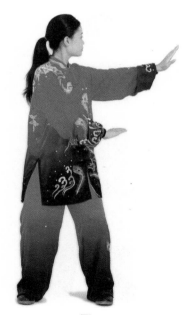

图 34

动作三 以腰带身带臂向右拧转至立身端直，带动两手臂交叉合在胸前，左手在外，掌心朝内（图35）。

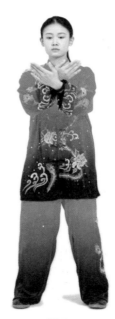

图 35

动作四 伴随吸气，以腰带身带臂向右后拧转，脸转向右后方时，右臂顺势缓缓上举过头顶，左手合于胸前；伴随呼气，右手往身后展臂下按，高齐肩平，左手下按在少腹前，同时微微屈膝收腹（图36）。

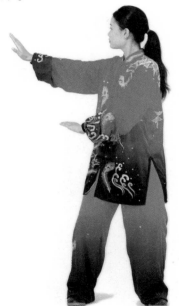

图 36

五

调息筑基功。第四节　和带脉法

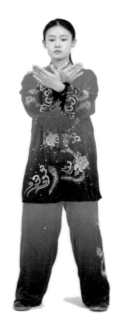

图 37

动作六 动作二、三、四、五反复做 9 次，还原成预备势，专注凝神，站定桩步调息。

动作七 两掌落下，身体还原。

【 注意事项 】

① 虚领顶劲，展胸挺背，两脚平踏于地面，髋膝放松，交叉两手臂时要沉肩坠肘，掌心朝里，手指竖直但不拘紧。

② 手臂上举时足部向下踏实有下推上顶之感，下按时沉肩坠肘带动手掌下按，动作要舒展柔匀，连续不断。

③ 吸气时虚领顶劲，腹部微微内收；呼气时放松胸腹，腹部微微隆起。

④ 当动作与呼吸的配合达到协调且熟练的程度时，拧腰上举时吸气，集中意念引导丹田气，以肚脐为中心划圈，上顶喉头；呼气下按时，集中意念引导上行之气下达会阴。

⑤ 左右拧转时，集中意念引导真气沿腰周的带脉运行。

⑥ 练习时间长短按自身情况而定，以 3 ~ 10 分钟为佳。

【 功理作用 】

　　此动作是和带脉法的起始动作，主要有调和带脉气血，固精蓄气，消除腹满、腰腹拘急疼痛的功效，能强化三角肌、背阔肌、斜方肌、臀中肌、腹内外斜肌、腹横肌等肌肉群，增加上背部及核心肌肉的耐力，拧腰转髋时能充分激活臀大肌、股四头肌等肌肉，提升腰椎的灵活性，有助于预防和治疗腰肌劳损、腰椎间盘突出症等腰部问题。

第二式·大蟒翻身

动作一　预备势。立身端直,两脚平行开立略比肩宽,放松髋部,膝关节微屈,
微微下蹲,两手臂屈肘,掌指向前,平按腹前(图 38)。

一

调
息
筑
基
功
。
第
四
节

和
带
脉
法

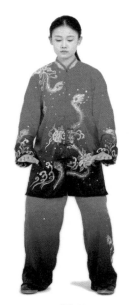

图 38

动作二 两脚不动，拧腰转髋，身体向左后拧转，以腰带臂两手平抹向
后。伴随吸气，仰身，两手臂上举过头（图39）；伴随呼气，
身体翻转向右后，两手顺势下按（图40）。

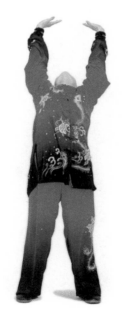

图 39

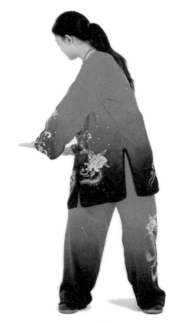

图 40

动作三 身体向左拧转还原成预备势（图41）。

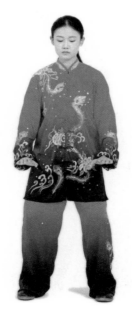

图 41

两脚不动，拧腰转髋，身体向右后拧转，以腰带臂两手平抹向后。伴随吸气，仰身，两手臂上举过头，伴随呼气，身体翻转向左后，两手顺势下按（图42）。

四

調息筑基功。第四节 和帶脈法

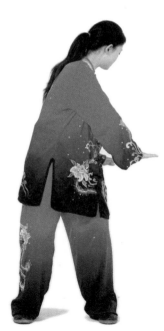

图 42

动作五 身体向右拧转还原成预备势。

动作六 动作二、三、四、五反复做 9 次，还原成预备势，专注凝神，站定桩步调息。

动作七 两掌落下，身体还原。

【注意事项】

1 虚领顶劲，展胸挺背，两脚平踏于地面，沉肩坠肘，掌心微微含空，敛目内视，澄心匀息。

2 拧腰转髋要尽量拧足使膝保持原位，仰身翻转时要自然柔和，根据自身的能力和限度来进行，不强求过度伸展或用力，做到适可而止，量力而行。

3 仰身时要吸气，腹部微微内收；翻身按掌呼气时要放松胸腹和腰部，腹部微微隆起。

4 当动作与呼吸的配合达到协调且熟练的程度时，集中意念引导气以丹田为中心划圈，上顶喉头，下达会阴，呈一圆柱体上下运转。

5 站桩调息时，呼吸要柔和、匀缓、静实，以集中意念引导气沿腰围带脉运行。

⑥ 练习时间长短按自身情况而定，以 3 ～ 10 分钟为佳。

【功理作用】

此动作是和带脉法的结束动作，可以加强带脉固束诸经功能，维护肾气，还可以加强腰腹部肌群（如腰方肌、竖脊肌、腹直肌、腹内外斜肌、腹横肌）的力量，提高腰椎的稳定性。仰身吸气能增大胸腔容积，增加心肺组织的氧气供应，调节并提升肺功能，扩大肺活量。此外，它还能提高脊柱的灵活性，达到活络筋骨、强健腰膝和肾脏的效果。

第五节

收功法

第一式·丹田内转

动作一　预备势。立身端直，两脚平行开立略比肩宽，两手肘微屈平按于两髋前，指尖朝前，同时微微屈膝收腹（图43）。

一

调息筑基功。第五节　收功法

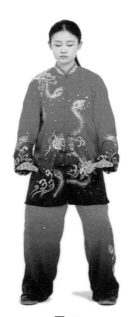

图43

动作二 伴随吸气，两手在身前向左、向上划弧，抬起至胸高，展胸挺背，同时挺膝站直（图44）。

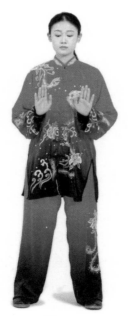

图 44

动作三　伴随呼气，两手由胸前向右、向下划弧，下按至两髋前，同时微微屈膝收腹。

动作四　伴随吸气，两手在身前向右、向上划弧，抬起至胸高，展胸挺背，同时挺膝站直。

动作五　伴随呼气，两手由胸前向左、向下划弧，下按至两髋前，同时微微屈膝收腹。

动作六　动作六：动作二、三、四、五反复做9次，还原成预备势，专注凝神，站定桩步调息。

动作七　两掌落下，身体还原。

【注意事项】

① 虚领顶劲，展胸挺背，两脚平踏于地面，放松髋部，膝关节微屈，微微下蹲，要沉肩坠肘，两手肘撑圆，按掌手指要舒松，掌心微含空。

② 两手划圈运动要以脐为中心在身前划圈，动作要松柔匀圆，连绵不断。

③ 吸气时虚领顶劲，带动前臂屈肘划弧上抬，腹微内收；呼气时松胸松腹，沉肩坠肘带动两手下按，腹部微微隆起。

4 当动作与呼吸的配合达到协调且熟练的程度时，向左上提并吸气时，集中意念引导清气从左足心上提沿左腿至会阴到丹田；向右下按并呼气时，集中意念引导清气由丹田出，经会阴沿右腿下行至右足心涌泉入地，再引到左足涌泉上提，持续循环不息地运行，向右上时则相反。

5 站桩调息时，意守下丹田，集中意念引导气由丹田下行至会阴经尾闾上升至命门，透入丹田，三点持续循环不息地运行。

6 练习时间长短自定，以 3 ~ 10 分钟为佳。

【 功理作用 】

此动作是收功法的起始动作，通过双手在身前做圆周运动并协调呼吸，可以锻炼腹横肌、膈肌、腹内外斜肌及盆底肌，促进全身气血流通，改善循环与生殖系统功能。此外，腹腔的旋转运动能带动内脏活动，起到良好的按摩效果，有助于增强肝、胆、脾、胃、肾及肠道等器官的功能。

第二式·抱气归元

技术要领

动作一 预备势。立身端直，两脚平行开立略比肩宽，两手臂自然下垂轻附两大腿旁，掌心朝内，指尖朝下，澄心匀息，静立调息片刻（图 45）。

一

调息筑基功。第五节　收功法

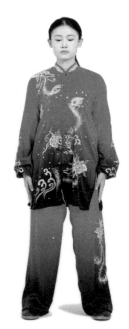

图 45

动作二 伴随吸气，两手心相对，两手臂抬起至与肩齐高，同时在体前划弧缓缓环抱（图 46）；伴随呼气，两手翻掌下按至少腹前，同时微微屈膝收腹（图 47）。

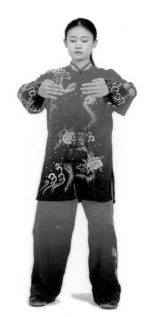

图 46

调息筑基功。第五节　收功法

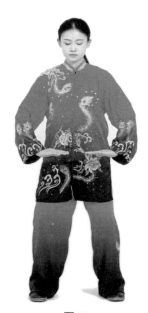

图 47

动作三　转臂带动翻掌，手心相对（图48），伴随吸气，两手臂在腹前缓缓抬起至与肩齐高；伴随呼气，两手转至掌心朝下，缓缓下按至少腹前。

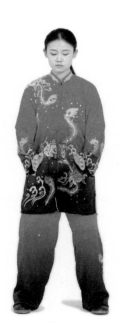

图48

动作四 动作二、三反复做 9 次，最后展胸挺背，挺膝站直，还原成预备势，专注凝神，站定桩步调息。

动作五 两掌落下，身体还原。

【注意事项】

① 虚领顶劲，展胸挺背，两脚平踏于地面，放松髋膝，下垂的两手臂要放松，微闭双眼，静心调息。

② 两手臂上抬时，先沉肩坠肘，再抬前臂向胸前环抱，两手肘撑圆；两手下按时，先松肩，再沉肘，然后带动两掌下按。

③ 两手臂上抬、下按运动时要松柔匀缓，连续不断。

④ 吸气时虚领顶劲，腹部微微内收；呼气时放松胸腹，下沉丹田，腹部微微隆起。

⑤ 当动作与呼吸的配合达到协调且熟练的程度时，吸气时，集中意念引导元气自各个部位汇聚至丹田，形成凝聚之势；呼气时，集中意念引导元气自脐下丹田如涟漪般向身体各处扩散，充盈整个身躯。

⑥ 练习时间长短自定，以 3 ~ 10 分钟为佳。

【 功理作用 】

此动作是收功法的连续动作，有效优化呼吸方式，激活膈肌、多裂肌及腹横肌等核心肌群，增强腹部压力，从而提升脊柱的稳定性。在吸气过程中，能引导体内能量自全身各处至丹田凝聚；呼气时，这股能量则从丹田出发，向全身扩散并充盈，有助于实现气聚丹田、精力稳固不流失，以及全身元气充盈的状态。

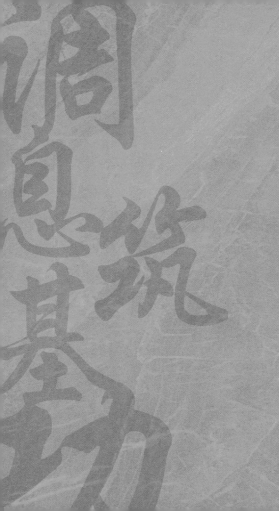

第三式 · 三元桩

动作一 预备势。立身端直，两脚平行开立略比肩宽，两手臂抬起与胸齐平，随后在体前环抱，掌心朝内，十指自然分开如抱球状，同时髋膝微屈并微微下蹲，腹部收紧（图49）。

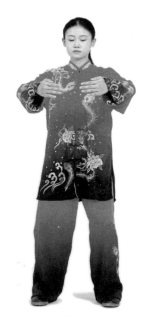

图49

动作二　微闭双眼，静心调息，澄心匀息，静立凝神站桩调息。

动作三　两手放下，身体还原。

【 注意事项 】

1. 虚领顶劲，展胸挺背，两脚平踏于地面，放松髋膝，裆胯舒展成圆。

2. 环抱两手臂要沉肩坠肘，两手肘撑圆，十指相对，掌心对向中丹田。

3. 站桩时以集中意念引导气聚结于丹田，然后以脐为中心，引气从左到右，从小到大转 36 圈，再从右到左，从大到小转 36 圈，引导气息凝聚为一点，沉入脐下丹田并稳住呼吸 9 次，随后结束练功。

4. 练习时间长短自定，以 3～10 分钟为佳。

【 功理作用 】

　　此动作是收功法的结束动作，能够显著提升心肺组织的氧气和血液供应，对循环和呼吸系统具有显著的调节作用。同时，它还能全面调整神经运动系统，通过微调全身肌肉和姿势，提高肩关节、肘关节、腕关节，以及髋关节、膝关节、踝关节的协调性，对预防和缓解关节疾病及脊柱问题具有良好效果。